AF476523

TRAITÉ D'HYGIÈNE.

L'HYGIÈNE

DES FAMILLES,

OU

l'Art de Conserver la Santé,

Par D. Le Chaptois,

Docteur en Médecine de la Faculté de Paris, Membre de plusieurs Sociétés Scientifiques.

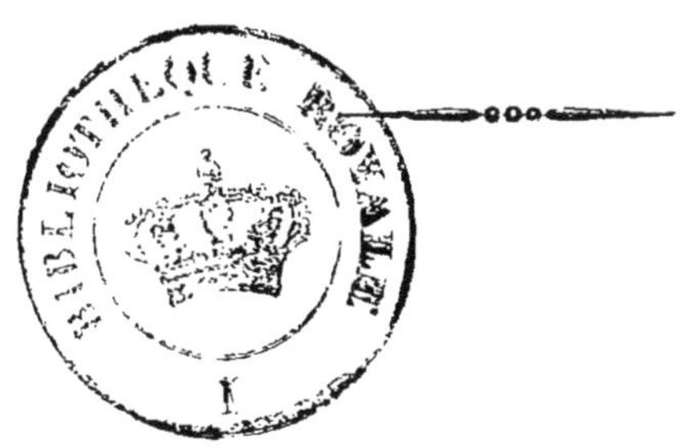

BOLBEC,

IMPRIMERIE DE VALIN, RUE AUX MOULES.

1840.

PRÉAMBULE.

Si tu aimes les hommes, tu aimeras ton art.

La connaissance de l'homme et des relations qui existent entre lui et le monde extérieur, est une science qui, par son importance et son utilité de tous les instants, intéresse essentiellement la société toute entière. Je suis très éloigné de partager l'opinion, ou si l'on veut, le préjugé de ces savants qui croient que c'est dégrader la science que de chercher à y faire participer un public étranger aux études spéciales. Comment ne pas reconnaître qu'il est un certain nombre de vérités accessibles au sens commun et d'une utilité pratique incontestable pour tous les hommes, pour ceux en particulier qui, par position, par devoir ou par goût, veillent sur l'éducation, la santé et la conservation de leurs semblables. Le médecin même le plus pénétré de la dignité de l'art qu'il exerce et des grands inconvénients attachés partout aux *demi-lumières*, de quelque genre qu'elles soient, pourra-t-il nier que l'on puisse répandre dans le monde des conseils utiles sur l'éducation physique, le régime, les habitudes de la vie, les moyens de se préserver, non-seulement des maladies épidémiques ou contagieuses, mais encore de ces nombreuses affections individuelles qui, bien souvent, ne tiennent qu'à un manque des plus simples précautions. Enseignez à tous les parents que les soins les plus tendres et les plus assidus, les antiscrophuleux les plus vantés, le régime le plus substantiel seront impuissants à fortifier la constitution des enfants faibles, pâles, délicats et mous tant qu'on les laissera habiter dans des lieux bas, humides, dénués d'air et de soleil, ou qu'on les privera de l'exercice qui leur est nécessaire ! Efforcez-vous de démontrer à cette femme mondaine dont la poitrine s'affecte facilement, dont les nerfs sont délicats et irritables, que c'est sa santé et sa vie qu'elle offre en holocauste aux exigences de la société, et assurément vous n'aurez point fait une chose inutile !

Comb[illegible] certains préjugés et erreurs populaires qui ont trop souvent une influence fâcheuse sur la durée de la vie, c'est concourir au grand œuvre de l'avancement de son espèce, c'est être progressif. Puisse le lecteur judicieux reconnaître qu'en répandant cet écrit parmi le peuple, je ne suis guidé que par l'amour du bien public et le sentiment bien compris de mes devoirs.

Ce que je viens de dire doit suffire, il me semble, pour donner une idée de l'esprit dans lequel j'ai traité mon sujet, ainsi que du but auquel j'ai visé. S'il pouvait y avoir quelque intérêt à lire d'avance la liste des questions que renfermera cet ouvrage, je la placerais ici ; mais ce tableau serait sans utilité et ferait un double emploi avec la table qui figurera à la fin du volume.

Sous le rapport du style, sans prétendre rivaliser avec les œuvres purement littéraires, je me suis attaché à éviter les termes scientifiques, à proscrire des explications qui supposent des connaissances que ne possèdent point les gens du monde, à traduire en langage ordinaire les notions qui sont toujours enveloppées de termes techniques inintelligibles pour le commun des lecteurs. Telle est la marche que je me suis efforcé de suivre dans l'*Hygiène des Familles*, ouvrage auquel se rattache pour moi l'espoir d'avoir fait un livre utile.

HYGIÈNE.

L'hygiène est cette branche de la médecine qui enseigne les moyens de conserver la santé, d'éviter les maladies, d'améliorer l'espèce humaine et de vieillir heureusement ; elle détermine la manière dont l'homme doit user des choses qui lui sont nécessaires ; comment il peut modifier ou détruire les influences pernicieuses de certains agents à l'action desquels il ne peut se soustraire, et quelle direction il doit donner à ses facultés volontaires.

La santé envisagée de la manière la plus générale, consiste dans un état de l'organisme en harmonie parfaite avec les circonstances extérieures; d'où la nécessité en hygiène de connaître la constitution de l'homme, les relations qui existent entre lui et les objets qui l'entourent.

PREMIÈRE PARTIE.

CHAPITRE 1er.

De l'Homme.—Organisation.

Placé au degré le plus élevé de l'échelle des êtres, l'homme a l'organisation la plus complexe; aussi jouit-il d'une plus grande somme d'existence, et la vie produit-elle chez lui les plus nombreux comme les plus étonnants phénomènes. Tandis que dans les derniers anneaux de la chaîne animale, il suffit d'un élément organisé pour constituer l'individu, et d'une ou deux fonctions les plus simples pour l'entretien de la vie (*les éponges*); chez l'homme, au contraire, on trouve une variété de principes combinés à l'infini et une multitude d'organes diversement configurés, dont les actions réciproques sont tellement enchaînées, que la privation ou le ralentissement d'une fonction détermine toujours un notable dommage à l'économie entière.

Mon but n'est point de descendre ici dans les détails d'un examen comparatif des divers degrés de l'échelle animale; on y verrait la vie, d'abord réduite à sa plus simple expression, se compliquer et se perfectionner en remontant vers l'homme où elle étale tous ses trésors et manifeste ses actes merveilleux. Je vais seulement jeter un coup-d'œil rapide sur l'organisation. Comment, en effet, comprendre les fonctions vitales, si le lecteur n'avait une idée des instruments qui les accomplissent?

La base essentielle de toute organisation consiste dans un mélange de parties solides et de parties fluides. La forme, le nombre, la combinaison des unes et des autres sont en raison de la plus ou moins grande perfection des êtres. Je dois énumérer succinctement celles qui constituent l'homme.

Solides.

Au nombre des solides dans le corps humain, se trouvent en première ligne les *os* dont le tissu résistant forme une sorte de charpente. Ils sont destinés à soutenir les autres organes, dont ils déterminent les positions respectives, en leur fournissant des points d'insertion; leur configuration générale donne la première idée de la forme humaine. Ils s'arrondissent en voûtes, se creusent en bassins, s'élèvent en colonnes et en pyramides, selon qu'ils doivent former ou la tête, ou la poitrine, ou les membres, etc.

Viennent ensuite les *muscles* qui sont ce qu'on appelle vulgairement *la chair*. C'est à ces organes qu'est confiée l'exécution de tous les mouvements. Les muscles entourent les os auxquels ils sont unis par des liens très forts et très étroits; ils contribuent surtout à donner au corps ces formes arrondies qui sont pleines de grâce et de majesté.

Après les os et les muscles qui dessinent l'homme et qui sont répandus partout le corps, nous trouvons *les viscères*, organes essentiels à la vie, contenus dans de grandes cavités où ils sont protégés par les os, dont la dureté repousse les violences extérieures qui pourraient troubler leur mécanisme ou en altérer les produits. Ainsi, dans l'extrémité supérieure du tronc, qui commande tout le corps, se trouve logé le cerveau, organe principal qui exerce son influence sur tous les autres. Défendu par la voûte épaisse du *crâne*, il envoie, de toutes parts, ses agents fidèles (les nerfs), qui viennent lui rendre un compte exact de ce qui se passe tant au dedans qu'au dehors, et c'est d'après les impressions qu'ils lui transmettent et sur lesquels il réagit, qu'il détermine les mouvements propres à retenir ou à éloigner les objets de ses sensations, selon qu'ils sont ou amis ou ennemis.

Dans la poitrine, position inférieure, mais non moins fortifiée, palpite le *cœur*, espèce de pompe foulante, organe double, qui est le centre de la circulation. D'une part, il attire les *humeurs* de toutes les parties du corps, et les envoie dans les *poumons* où elles sont soumises à l'action vivifiante de l'air ; de l'autre, il les reprend, ainsi élaborées et changées en sang, pour les faire circuler dans l'économie et alimenter tous les organes. Autour du cœur, qu'ils embrassent, se meuvent dans la même cavité, comme deux grands soufflets, les *poumons*, dont la charge est d'attirer l'air atmosphérique pour le mettre en contact avec les humeurs, qui s'emparent de l'un de ses principes constituants et le transforment ainsi en un fluide essentiellement nutritif. Plus bas, se trouve l'abdomen, cavité renfermant tous les viscères qui ont pour objet l'élaboration des aliments ou la séparation de leurs principes nutritifs des matières hétérogènes auxquelles ils sont mêlés; tels sont: l'*estomac*, sac membraneux, destiné à opérer dans la matière alimentaire le premier changement; à côté, et au dessous, le *foie*, viscère très volumineux, chargé de la préparation d'une humeur particulière appelée *bile* dont l'usage est de se mêler aux aliments et de concourir à la digestion; le *canal intestinal* qui fait suite à l'estomac et où les aliments se promènent, soumis à l'action d'une multitude de petits vaisseaux dont la bouche béante leur soutire peu à peu tous les matériaux réparateurs, jusqu'à ce qu'enfin ils soient rejetés par l'*anus*, extrémité inférieure du *tube digestif*, après avoir été épuisés dans leur trajet. Ce canal est ployé sur lui-même, ramassé en paquet et flottant dans le *bas-ventre* où il est contenu sans être gêné. Derrière ces organes et sur les deux côtés de la *colonne vertébrale*, principal soutien de la charpente osseuse, on trouve deux petits viscères que l'on appelle les *reins*. Ils servent à séparer du sang, l'humeur connue sous le nom d'*urine*. Cette humeur, à travers deux conduits qui lui sont propres, va se rendre dans la *vessie*, réservoir particulier situé dans la partie inférieure du *bas-ventre* (autrement le bassin), pour être de là expulsée au dehors par un canal de forme variable, selon les sexes.

Les intervalles que tous les solides laissent entre eux, sont remplis par un tissu appelé *cellulaire* qui, par sa nature compressible, molle, lanugineuse, semble destiné à servir de coussin à tous nos organes. Le tissu *cellulaire* comble en effet tous les interstices ; son élasticité facilite les mouvements en rétablissant, dans leur état primitif, les parties dont la situation était changée par le seul effet de leur jeu. Sa présence sous la peau, où il fournit une couche plus ou moins épaisse qui enveloppe tout le corps, dissimule les inégalités qu'offrirait cette membrane si elle était appliquée immédiatement sur la chair, et contribue ainsi à donner au corps de l'homme cette rondeur et ce poli qui le distingue de tous les êtres animés.

Fluides.

Les *fluides* ou humeurs sont essentiels à la nutrition; c'est sous cette forme seule que les substances alimentaires peuvent circuler au milieu des parties solides et les pénétrer intimement.

Les *fluides* constituent la plus grande partie du corps; leur masse est bien supérieure à celle des *solides*. Des expérimentateurs ont trouvé que la proportion entre les premiers et les seconds était de neuf à un ; mais plusieurs raisons inutiles à présenter ici, empêchent de déterminer ce rapport d'une manière exacte. Les principales humeurs dans l'ordre de leur formation sont :

Le *chyle* produit de la digestion ;

La *lymphe ;*

Le *sang veineux.*

Après un trajet plus ou moins long dans leurs vaisseaux propres, ces trois humeurs confluent dans un même canal pour aller simultanément au cœur qui les lance vers les *poumons* où elles sont transformées en une humeur nouvelle appelée sang *artériel* , fluide essentiellement nutritif.

Porté dans toute les parties, qu'il alimente , le sang artériel va former dans les organes spéciaux des humeurs nouvelles , destinées , les unes à différents usages dans le corps et les autres à être rejetées comme résidus de la nutrition , résidus dont la présence serait nuisible à l'économie. Au nombre des premières se trouvent :

1° La *graisse* , véritable huile fixe dont les usages sont relatifs à l'intégrité physique des parties qu'elle avoisine , et à la conservation de leur température. On peut aussi la considérer comme un dépôt précieux , que la nature prévoyante met en réserve pendant la santé , pour servir à réparer les pertes occasionnées dans le corps par la maladie.

2° L'humeur exhalée par les membranes séreuses , sortes de tissus légers qui tapissent les trois grandes cavités , la *tête* , la *poitrine* et l'*abdomen* où nous avons vu que les viscères essentiels à la vie étaient contenus. L'usage de ces membranes est de préserver ces organes d'un froissement trop dur, nuisible à l'exercice de leurs fonctions , et de faciliter, par une lubrifaction non interrompue , le mouvement nécessaire à leur jeu.

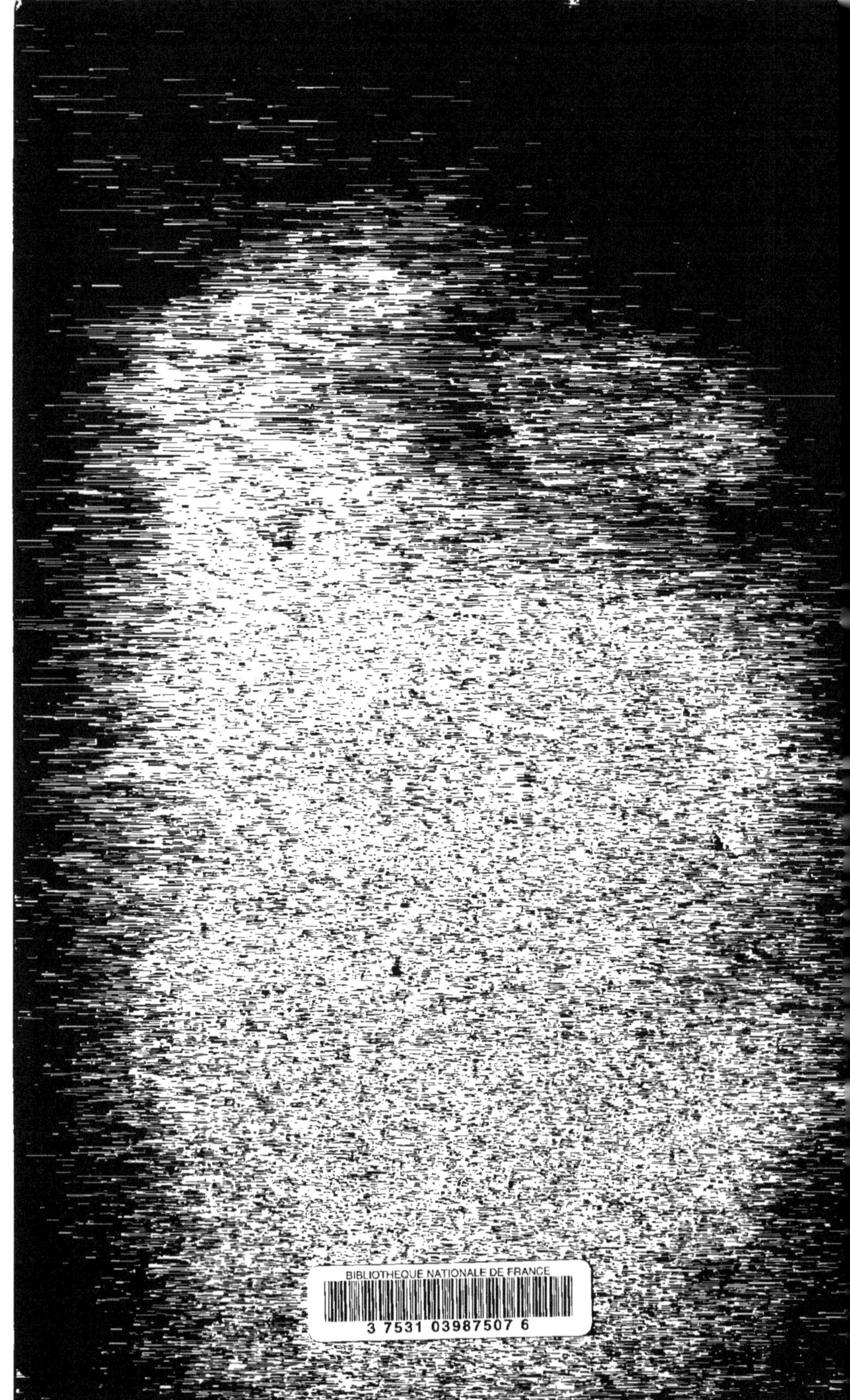

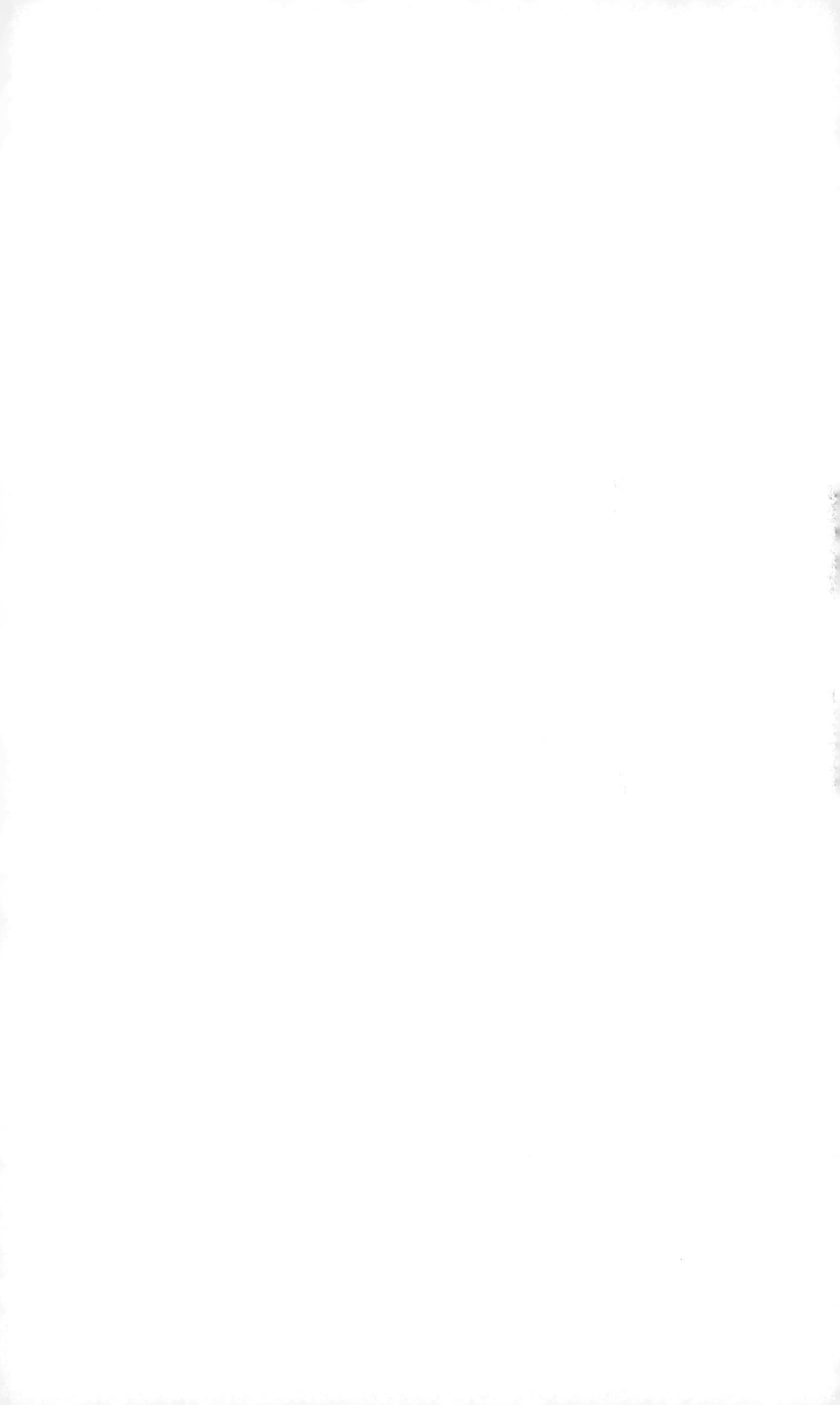

www.ingramcontent.com/pod-product-compliance
Ingram Content Group UK Ltd.
Pitfield, Milton Keynes, MK11 3LW, UK
UKHW020230200726
13856UKWH00004B/1693